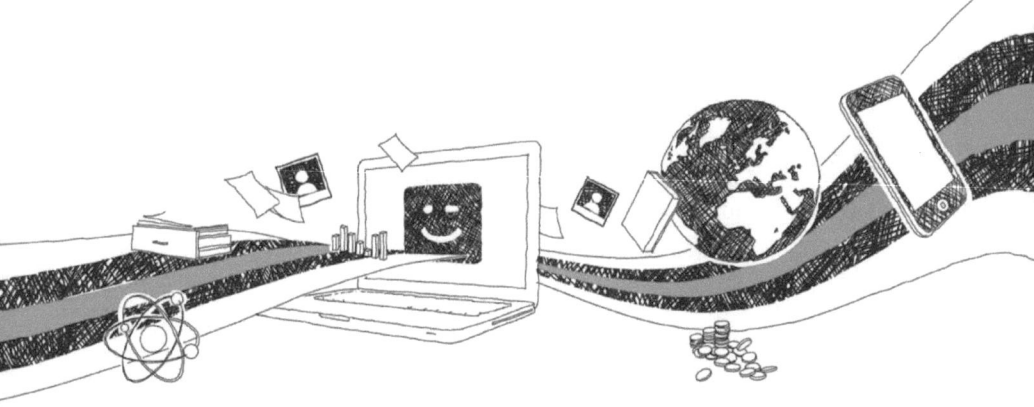

Bibliografische Information der Deutschen Nationalbibliothek:

Die Deutsche Bibliothek verzeichnet diese Publikation in der Deutschen National-
bibliografie; detaillierte bibliografische Daten sind im Internet über http://dnb.d-
nb.de/ abrufbar.

Impressum:

Copyright © 2019 GRIN Verlag
Druck und Bindung: Books on Demand GmbH, Norderstedt Germany
ISBN: 9783668962668

Dieses Buch bei GRIN:

https://www.grin.com/document/478229

Carla Schillings

Entwicklung einer Präventionsmaßnahme in Form eines Kursprogramm in dem Handlungsfeld Stressmanagement

Gemäß Leitfaden Prävention

GRIN Verlag

GRIN - Your knowledge has value

Der GRIN Verlag publiziert seit 1998 wissenschaftliche Arbeiten von Studenten, Hochschullehrern und anderen Akademikern als eBook und gedrucktes Buch. Die Verlagswebsite www.grin.com ist die ideale Plattform zur Veröffentlichung von Hausarbeiten, Abschlussarbeiten, wissenschaftlichen Aufsätzen, Dissertationen und Fachbüchern.

Besuchen Sie uns im Internet:

http://www.grin.com/

http://www.facebook.com/grincom

http://www.twitter.com/grin_com

Deutsche Hochschule für
Prävention und Gesundheitsmanagement
Hermann Neuberger Sportschule 3
66123 Saarbrücken

Bitte ankreuzen:

x   Hausarbeit

___ Skript

Name, Vorname.	Schillings, Carla
Modul:	Konzepte und Strategien der individuellen Gesundheitsförderung
Studiengang:	Bachelor Gesundheitsmanagement
Datum Präsenzphase:	18.02.19 – 20.02.19
Studienort:	Köln
Aufgabe:	Entwicklung einer Präventionsmaßnahme in Form eines Kursprogramms in dem Handlungsfeld Stressmanagement gemäß den im „Leitfaden Prävention – Gemeinsame und einheitliche Handlungsfelder und Kriterien des GKV-Spitzenverbandes zur Umsetzung von §§20 und 20a SGB V vom 21. juni 2000 in der Fassung vom 01. Oktober 2018" definierten Qualitätskriterien.

Inhaltsverzeichnis

1 Grundlegende Informationen zur Präventionsmaßnahme

1.1 Bezeichnung des Kursangebotes

Der Titel des Präventionskurses lautet: „Stessfrei zwischen Kindern und Karriere". Aufgrund der im Titel genannten Zielgruppe und deren hoher Bedarf stressfreier im Alltag zu sein, sowohl für die Arbeit als für das Freizeit- und Familienleben, wird ein Präventionskurskonzept erarbeitet.

1.2 Handlungsfeld und Präventionsprinzip

Das Handlungsfeld Stressmanagement ist eines der vier Handlungsfelder zur individuellen verhaltensbezogenen Prävention nach dem §20 des Präventionsgesetz (GKV, 2018). Die Förderung von Stressbewältigungskompetenzen als multimodales Prinzip wird nachfolgend im Kurs eingearbeitet. Die multimodale Stressbewältigung bewegt sich auf allen drei Ebenen: instrumentell, kognitiv und palliativ-regenerativ (GKV, 2018).

1.3 Bedarf

Im allgemeinen ist Stress ein „als unangenehm empfundener Zustand, der von der Person als bedrohlich, kritisch, wichtig und unausweichlich erlebt wird. Er entsteht besonders dann, wenn die Person denkt, dass sie ihre Aufgaben nicht bewältigen kann" (Joiko, Schmauder, Wolff, 2010)

Lazarus stellte, in den 1960er Jahren, das transaktionale Stressmodell auf. Dieses Modell ist das erste, das Stress als ein dynamisches Beziehungsgeschehen der Person in seiner Auseinandersetzung mit der Umwelt definiert (Tameling, 2004). Stress stellt Anforderungen an die Person, die diese mit ihren verfügbaren Ressourcen entweder bewältigen oder nicht bewältigen kann.

Der Bedarf für ein geeignetes Stressmanagement im Präventionsbereich nimmt immer weiter zu. „Sechs von zehn Menschen in Deutschland fühlen sich gestresst – unabhängig davon, ob beruflich oder privat. Ein knappes Viertel der Bevölkerung, 23 Prozent, gibt sogar an, häufig gestresst zu sein" (TK, 2016, S. 6).

Generell ist die Prävalenz von psychischen Störungen zurückzuführen auf Stress bei Frauen höher als bei Männern. Im mittleren Alter (30-49) beider Geschlechter ist die Prävalenz von psychischen Störungen auf Grund von Stress bei Frauen und Männern mit Kindern niedriger als Frauen und Männer ohne Kinder.

Bei Frauen liegen die Arbeitsunfähigkeitstage Tage pro Versicherungsjahr zwischen zwei und drei einhalb Tagen, bei Männern zwischen einem bis etwas mehr als zwei Tagen. Um zu vermeiden, dass die AU-Tage bei erwerbstätigen Frauen mit Kindern im Alter zwischen 45 und 54 weiterhin steigen, setzt die oben genannte Präventionsmaßnahme in der Altersgruppe von 30-44 Jährigen berufstätigen Frauen mit Kindern an.

Die Hintergründe für eine erhöhte Anzahl und Fallhäufigkeit von AU-Tagen der Frauen können aus Hypothesen abgeleitet werden. Geringere Aus- und Weiterbildungsmöglichkeiten oder ein geringeres Einkommen sind Gründe für die genannte Hypothese (Faller, 2012).

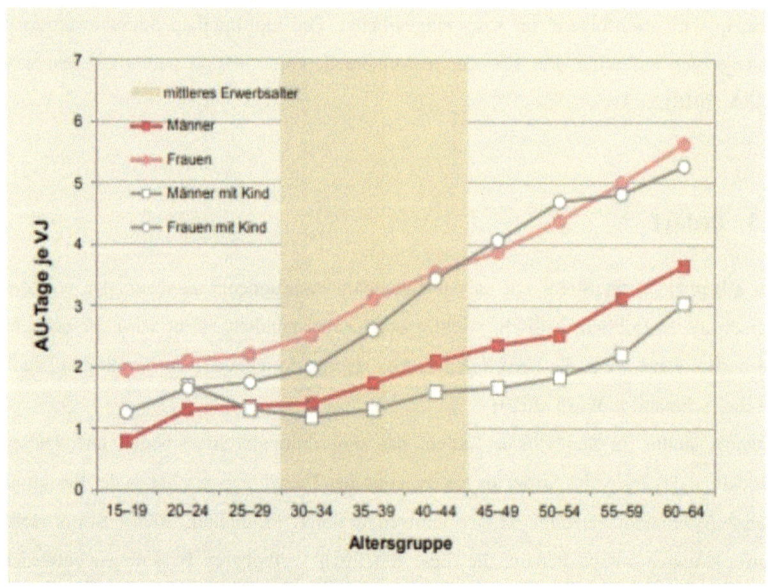

Abb. 1: Fehlzeiten aufgrund psychischer Störungen (TK, 2015)

Die folgenden auftretenden Erkrankungen werden in Hinsicht auf Stress als Risikofaktoren definiert. Die Erkrankungen werden von der TK unterteilt in

„Depressive Episoden", „Belastungsreaktionen", „Rezidivierende depressive Störungen", „andere neurotische Störungen", „somatoforme Störungen" und „andere Angststörungen" (TK, 2016, S. 6).

Die Ursachen und auch die Risikofaktoren für Stress sind vielseitig. „Wenn von arbeitsbedingtem Stress gesprochen wird, dann liegen maßgebliche Ursachen bzw. Stressfaktoren in der beruflichen Situation" (Glaser & Molnar, 2018, S. 4). Stressoren sind für Arbeitnehmer vor allem „zeitliche Überbelastung (zu hohe Arbeitsmenge in zu wenig Zeit), Informationsprobleme (nicht verfügbare, unklare Informationen), Arbeitsunterbrechungen (durch Personen oder andere Vorkommnisse im Arbeitsablauf)", Arbeitsplatzunsicherheit, Ungerechtigkeit und soziale Konflikte im Team oder mit dem Vorgesetzten (Glaser & Molnar, 2018, S. 15).

Weitere Risikofsaktoren definiert das Robert-Koch-Institut (2013) als familiäre, schulische und berufliche Belastungen, chronischem Stress, chronisch körperlichen Erkrankungen. Schwerwiegende Lebensereignisse, Persönlichkeitsfaktoren, unzureichende ökonomische und soziale Ressourcen und die Lebensführung sind weitere Risikofaktoren (RKI, 2018).

Auch den Bedarf stressfrei zwischen Kindern und Karriere zu sein äußert jeder fünfte Erwachsene, der das eigene Kind oder auch Enkelkind betreut (TK, 2016, S. 14). Der Stress dabei ist, dass Familie und Beruf vereinbart werden müssen.

Aufgrund der Erwerbstätigkeit der Mütter kann man ein mehrdimensionales Konstrukt verwenden, den Work-Family Konflikt (Carlson et al, 2000; Greenhaus/Beutell, 1985). Dieses Konstrukt benennt drei Formen (zeitbasiert, beanspruchungs- und verhaltensbasiert) und zwei Kausalrichtungen. Die Kausalsrichtungen sind einerseits „dass nicht nur das Familienleben potenziell unter den Anforderungen des Berufs- und Erwerbsleben leidet (work-to-family conflict), sondern dass umgekehrt auch die Ansprüche und Rollenerwartungen seitens der Familie die Arbeit beeinträchtigen können (family-to-work conflict)" (Faller, 2012).

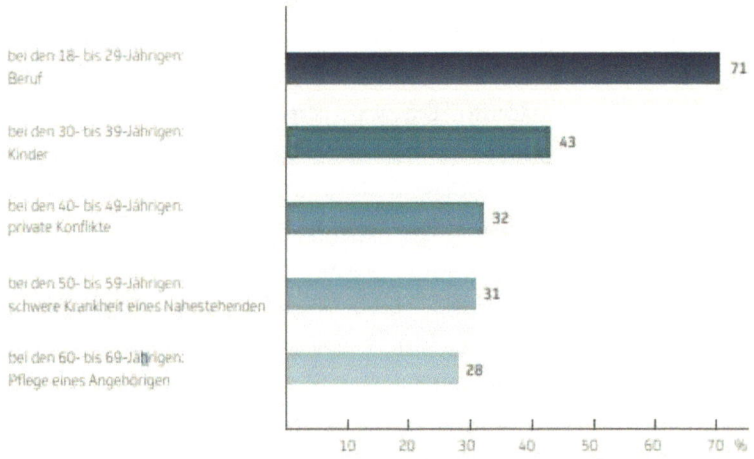

bei den 18- bis 29-Jährigen:
Beruf

bei den 30- bis 39-Jährigen:
Kinder

bei den 40- bis 49-Jährigen:
private Konflikte

bei den 50- bis 59-Jährigen:
schwere Krankheit eines Nahestehenden

bei den 60- bis 69-Jährigen:
Pflege eines Angehörigen

71

43

32

31

28

10   20   30   40   50   60   70 %

Abb. 2: Stressauslöser jeder Lebensphase (TK, 2016)

Abbildung 2 verdeutlicht, welcher Lebensphase welche Stressursache zuzuschreiben ist. Ursachen für Stress können der Beruf, die Kinder, private Konflikte, als auch schwere Krankheit eines Nahestehenden sein bis hin zur Pflege eines Angehörigen. Die oben aufgezeigten Ursachen stellen lediglich die Hauptursachen dar. Andere Stressursachen können hier eine Synergie ergeben.

Auswirkungen von Stress führt, gesundheitlich gesehen, zu psychischen Erkrankungen. Und diese führen zu ähnlich hohen gesamtwirtschaftlichen Kosten wie körperliche Erkrankungen. 540 Euro wurden je Einwohner 2015 für Erkrankungen von Psychische- und Verhaltensstörungen ausgegeben. Im Alter zwischen 15 und 65 Jahren liegen die Kosten bei 380 Euro pro Einwohner in Deutschland. Nach Kosten der Erkrankungen des Herz-Kreislaufsystems sind die Kosten für Psychische- und Verhaltensstörungen die zweithöchsten Kosten, die gesamtwirtschaftlich durch Erkrankungen verursacht werden (DASTATIS, 2015).

Ein Grund für die hohen Kosten können die Arbeitsunfähigkeitsfälle sein. Die AU-Fälle sind bei Psychischen und Verhaltensstörungen bei Frauen auf 8,3 Arbeitsunfähigkeitsfälle je 100 Versicherungsjahre (TK, 2017). Frauen mit Psychische- und Verhaltensstörungen sind durchschnittlich 41,7 Tage im Jahr aufgrund dieser Erkrankung arbeitsunfähig (TK, 2017). Diese ist die am längsten andauernste Arbeitsunfähigkeitsdauer aller ICD-10-Diagnosen. Die Arbeitsunfähigkeitshäufigkeit und die fallbezogene Krankschreibungsdauer liegt insgesamt bei 342 AU-Tagen je 100 Versicherungsjahre bei weiblichen Erwerbspersonen im Jahr 2017 (TK, S.67). Die Werte für diese Diagnose steigen seit 2006 bis heute stetig an (TK, 2017, S. 68).

Die AU-Tage bei Frauen je 100 Versicherungsjahre liegen bei depressiven Episoden bei 103,1 und ist somit der zweithöchste Wert der AU-Tage je 100 Versicherungsjahre der ICD-10-Diagnosen.

Die verordneten Präparate (Psychoanaleptika) bei Psychischen Erkrankungen sind auf Platz sieben der häufig verordneten Präparate 2017 (TK, 2017) und schlussendlich ebenfalls ein Kostenfaktor für das Gesundheitssystem.

Nicht nur für das Gesundheitssystem haben psychische Erkrankungen begründet mit Stress enorme Folgen, auch individuelle Gesundheitsrisiken bzw. Erkrankungsrisiken stehen einem Individuum bevor. Die Unfallkasse NRW (2005) formuliert Stressreaktionen auf der Ebene der Gedanken und Gefühle, des Verhaltens und des Körpers. Die Reaktionen des Körpers auf Stress können auch Gesundheitsrisiken hervorrufen wie z.B. erhöhten Blutdruck, eine erhöhte Herz-, sowie Atemfrequenz. Die Muskelspannung erhöht sich, während sich die Verdauung verschlechtert (Unfallkasse NRW, 2005)

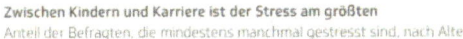

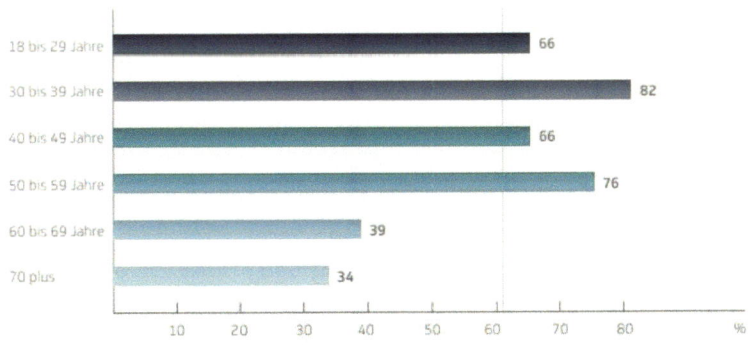

Um zu vermeiden, dass die Stressfreiheit über 44 Jahren weiter abimmt, sollten präventiv zwischen 30 und 44 Jahren Maßnahmen eingeführt werden. Nach Studien der Techniker Krankenkasse ist der hauptsächliche Stressauslöser im Alter von 30-39 die Kinder (TK, 2016, S.7).

Außerdem hat die oben genannte Zielgruppe ein sehr hohes Potenzial einer Veränderung nachzugehen. 43% der 30-39 Jährigen haben den Wunsch etwas an ihrem Stresslevel zu ändern (TK, 2016, S.30).

Allgemein verdeutlicht die IGES (2018) auf Basis einer Eltermbefragung wie wichtig es für Mütter ist, ein gutes Stressmanagement in Beruf und die Freizeit mit Kindern einzubauen. Denn 40% der Mütter klagen über zeitliche Belastung, 30% über psychische Belastung. Beide Faktoren können mit einem Stressmanagement verbessert werden.

1.4 Wirksamkeit

Tab. 1: Wirksamkeit der geplanten Präventionsmaßnahme (modifiziert nach Blonk, Schene, Van der Klinik & Van Dijk, 2001)

Vollständiger bibliografischer Nachweis	Blonk, R.W.B., Schene, A.H., Van der Klinik, J.J.L., Van Dijk, F.J.H. (2001). The benefits of interventions for work-related stress. *Am J Public Health 91:270-276.*
Darstellung der zentralen Ergebnisse	48 Interventionen (Metaanalyse): d=Effektstärke - Gesamteffektgröße d=0,34 - kognitiv-behaviorale Interventionen stärkster Effekt (d=0,68) - mulitmodal (d=0,51) - Entspannungsintervention (d=0,35) - organisationsfokussierte Interventionen (d=0,08) Je höher „d", desto besser ist der Effekt der Stressreduktion einer Intervention
Erläuterung der Bedeutung der Studienergebnisse für die geplante Präventionsmaßnahme	- Proaktiver Aspekt bei kognitiv-behavioraler Intervention gegenüber dem mehr passiven Aspekt des Loslassens bei der Entspannung und Meditation, - Empfehlung: kognitiv-behaviorales Programm nicht mit anderen Programmen zu kombinieren - Entspannung und Meditation können Teil umfassender Programme - Organisationsfokussierte Interventionen

	einbauen, aber mit anderen Themen verknüpfen.

Tab. 2: Wirksamkeit der geplanten Präventionsmaßnahme (modifiziert nach Kaluza, 1999)

Vollständiger bibliografischer Nachweis	Kaluza, G. (1999). Sind die Effekte eines primärpräventiven Streßbewältigungstraining von Dauer? Eine randomisierte, kontrollierte Follow-up-Studie. *Zeitschrift für Gesundheitspsychologie (7) (88-95)*. Marburg: Hogrefe Verlag.
Darstellung der zentralen evidenzbasierten Handlungsempfehlungen zur Prävention	Effekte eines kognitiv-behavioralen Stressbewältigungstrainings in der primären Prävention auf das psychophysische (Wohl-)Befinden und das selbstberichtete Bewältigungsverhalten ein halbes Jahr nach Interventionsende
	- Training in Progressiver Muskelrelaxation - strukturieres Problemlösetraining - Genusstraining
Darstellung der zentralen evidenzbasierten Handlungsempfehlungen zur Prävention	- Signifikante Trainingseffekte: vier von fünf Bewältigungsfaktoren, sowie bei zwei von vier Befindungskriterien - Sechs Monate nach Trainingsende wiesen die Trainingsteilnehmer stärker ausgeprägte aktive Kontrollversuche und relaitivierende kognitive Bewältigungsfaktoren - mehr kompensatorische Bewältigungsmöglichkeiten, sowie weniger resignativ-vermeidende Tendenzen und ein besseres psychisches Befinden als die Kontrollpersonen (47 Teilnehmer, 33 Kontrollpersonen, Drop-Out-Rate: 19%)
Erläuterung der Bedeutung der Handlungsempfehlungen für Maßnahme	- Intensive Einheiten über Progressive Muskelrelaxation in verschiedenen Situationen - strukturiertes Problemlösetraining für Berufs- und Familienleben einplanen → nach Kursende langfristige Änderung erreichen und eventuell 6 Monate später erneut testen

1.5 Zielgruppe

Tab. 3: Zielgruppe der Präventionsmaßnahme (modifiziert nach TK, 2016; GKV, 2018; Unfallkasse NRW, 2005)

Soziodemografische Merkmale	30-44 Jahre, weiblich
Sozialstatus	Alle Frauen mit Kind(ern), die ihren Umgang mit Alltagsbelastungen in Beruf und Freizeit/Familienleben verbessern möchten
Gesundheitsrisiken	Stressbelastungen zeigen sich in:

Gesundheitsrisiken	Depressive Symptome, Gefühl des Ausgebranntseins Stressreaktion des Körpers: Erhöhter Blutdruck und Puls, erhöhte Muskelspannung, erhöhte Atemfrequenz, verschlechterte Verdauung, erhöhte Cortisol Werte
Kontraindikationen	Akute psychische Erkrankungen (z.B. Burn-Out) Medikamentöse Behandlung Psychologische Behandlung

1.6 Ziele der Maßnahme

Die Präventionsmaßnahme „Stessfreiheit zwischen Kindern und Karriere" soll Stressbelastungen verringern und einen besseren Umgang mit Stressoren fördern. Aufgrund der gesundheitlichen Folgen von Stress und auch dessen Folgen für das Gesundheitssystem sowie für die Volkswirtschaft, sind Aufklärung und Sensibilisierung gegenüber Stress, Vermittlung von individuellen Stressbewältigungsstrategien und das Erlernen dieser Methoden die Grundlage, um stressfreier durch den Alltag zu gehen. Die folgenden drei übergeordneten Ziele sind im GKV-Leitfaden (2018) zu finden.

Insgesamt ist ein großes Ziel, dass der Transfer zum Alltag gegeben ist. Dies gilt für alle drei Ziele. Jedes soll für sich so erlernt und umgesetzt werden, dass es passend für den Alltag gestaltet wird.

1.6.1 Analyse der Stressoren in Freizeit und Beruf

Zunächst ist es wichtig, dass jeder für sich und für die Gruppe Stress definiert und ein einheitliches Bild über Stress entsteht. Ebenfalls sollte zum Thema kommen: „Wie macht Stress krank?". „Was passiert bei Überbelastung in unserem Körper?" (LIA, 2014, S. 6). Und vor allem wie ist der gesetzliche Rahmen? „Schutz und Stärkung der Gesundheit bei psychischen Belastungen am Arbeitsplatz" (LIA, 2014 S.9).

Zuletzt fällt unter Aufklärung und Sensibilisierung, dass das Erkennen von Stressoren und auch wie die Reaktion auf die Stressoren im Hinblick auf Belastungsreaktionen analysiert wird.

Das Ziel dieser Präventionsmaßnahme ist vor allem ein kognitives Stressmanagement zu erlernen, um persönliche Motive, Einstellungen und Bewertungen zu überarbeiten (GKV, 2018). Stressoren auf der Arbeit können z. B. Zeitdruck, quantitative und qualitative Überforderung, Prüfungen, Arbeitsanforderungen sein (Kaluza, 2011). Während die Stressoren im Alltag, genauer gesagt im Familienleben, Konflikte mit Partner oder Kindern sein kann, und das Erledigen der täglichen Aufgaben im Haushalt (Kaluza, 2011).

Diese und auch andere individuelle Stressoren werden behandelt, versucht zu beseitigen oder erlernt, besser mit der Reaktion auf den Stressor umzugehen. Der in Aufgabe 4 dargestellt TK-Fragebogen hinsichtlich der alltäglichen Stressoren dient zur Überprüfung des eigenem Stresslevels.

1.6.2 Erlernen von individuellen Stressbewältigungsstrategien

Jede Teilnehmerin sollte für sich erkennen, welche Strategie ihr helfen kann, um eine stressige Situation zu bewältigen und welche Strategie nicht geholfen hat. Die positiven Erlebnisse sollten nachhaltig verstärkt werden und die negativen Strategien durch neue ausgewechselt werden.

Im GKV-Leitfaden (2018) werden inhaltliche Ziele definiert wie: Vermittlung von Selbstmanagement-Kompetenzen z.B. systematisches Problemlösen, Zeitmanagement und persönliche Arbeitsorganisation. Außerdem zählt zu dem übergeordneten Ziel der individuellen Stressbewältigungsstrategien eine organisatorisch und instrumentelle Umstrukturierung, mit dem Ziel der Einstellungsänderung und einer positiven Selbstinstruktion (GKV, 2018). Des Weiteren spielen in dem Handlungsfeld auch soziale Ressourcen, wie z.B. eine Vertrauensperson eine Rolle.

Ziel dieser Maßnahme ist es, die individuellen Stressbewältigungsstrategien theoretisch zu erlernen und vor allem ein instrumentelles Stressmanagement nach dem GKV Leitfaden einzusetzen, um ein eigengesteuertes und zielgerechtes Handeln zu nutzen.

Ein weiteres zentrales Thema ist das Zeitmanagement. Auch wenn die Zeit mit den Kindern als sehr wertvoll eingeschätzt wird, ist für Mütter die Zeit für einen alleine sehr wichtig.

Generell ist die Wirksamkeit der randomisierten Kontrollgruppenstudie von Kaluza (1999) hinsichtlich eines strukturierten Problemlösetrainings mit signifikanten Trainingseffekten zu betrachten. Sechs Monate nach Trainingsende wiesen die Trainingsteilnehmer stärker ausgeprägte aktive Kontrollversuche zum Stressmanagement vor als die Kontrollperson.

Wenn man die Studie von Kaluza (1999) betrachtet, ist auffällig, dass auch der langfristige Erfolg stressfreier zur sein von hoher Bedeutung ist. Überprüft wird dies mit dem Evaluationsbogen der TICS in Aufgabe 4.

1.6.3 Vermittlung und Einübung von Entspannungsmethoden

Dieses übergeordnete Ziel beschäftigt sich mit der Einübung von Stressreduktions- und Entspannungemethoden, die auch außerhalb der Gruppensitzungen einzusetzen sind (GKV, 2018).

Das multimodale Stressmanagement beschäftigt sich unter Anderem mit dem palliativ-regenerativen Stressmanagement nach dem GKV-Leitfaden (GKV, 2018). Es wird eine kurzfristige Erleichterung und Entspannung in Bezug auf eine akuten Stressreaktion abgezielt, ebenso wie regelmäßiges Entspannungstraining einer nachhaltigen Erholung und Entspannung dient.

Nach einer Befragung der Eltern der IGES (2018) wird „gemeinsame Entspannung/Nichtstun" als eine besonders schöne Zeit empfunden. Dies verdeutlicht, dass eine gemeinsame Entspannung mit dem Kind wohltuend für Körper und Geist der Eltern ist.

Es gibt einige Entspannungsmethoden, die eine Stressbewältigung unterstützen können. Ein Beispiel ist eine innere Traumrreise (Charbel, 2004, S.149). Die Traumreise kann sogar mit den Kindern durchgeführt werden und passt somit ideal auf die Zielgruppe.

Eine Progressive Muskelrelaxation nach Jacobson ist eine Entspannungstechnik, die den muskulären Spannungsgrad beeinflussen kann (Wagner-Link, 2009, S. 69).

Diese Stressmanagementtrainings sind systematische palliativ-regenerative Maßnahmen, „die sich an Gruppen richten und an den individuellen Stressproblemen der Teilnehmer orientiert sind" (GKV, 2018). Die An- und Entspannung bei der Progressiven Muskelrelaxation löst Muskelverspannungen, die auf Stress zurückzuführen sind (Wagner-Link, 2009, S.175). Auch Gebhardt (2015, S. 58) zitiert nach Carlson und Hoyle (1993), erläutert, dass die Wirksamkeit der PMR bei klinischen Fragestellungen im Hinblick auf Spannungskopfschmerzen und Stressreduktion wirksam ist.

Herausblickend auf die Evaluation dieses Präventionsprogramms bestätigt Gebhardt (2015, S. 58, zitiert nach Pawlow & Jones, 2008, Dolbier & Rush, Chellew et al., 2015) dass einige Studien eine günstige Beeinflussung biologischer Stressparameter, zum Beispiel der Konzentration des Speichelkortisols, durch PMR nachweisen.

Abschließend, um Bezug auf die Follow-up-Studie von Kaluza (1999) zu nehmen, wird besonders betont, dass sechs Monate nach Trainingsende die Teilnehmer wesentlich ausgeprägtere, relativierende kognitive Bewältigungsformen aufweisen. Außerdem ist das psychische Befinden deutlich besser als das der Kontrollgruppe hinsichtlich der kompensatorischen Bewältigungsmöglichkeiten und weniger resignativ-vermeidenden Tendenzen, denn auch Kaluza (2011) nutzte die Progressive Muskelrelaxation in der Follow-Up Studie.

2 Inhaltlich-organisatorische Grobplanung des Kursprogramms

Tab. 4: Inhaltlich-organisatorische Grobplanung des Kursprogramms (modifiziert nach GKV, 2018)

Kursinhalt	• Sensibilisierung und Aufklärung – kognitiv-behaviorale Bewältigungsstrategien mit Analyse der Stressoren in Freizeit und Beruf • individuelle Stressbewältigungsstrategien (Umorganisation Arbeitsplatz, Selbstmanagementkompetenzen, Problemlösetraining, soziale Kontakte) vermitteln • Stressbewältigungsmethoden (Traumreise + Progressive Relaxation nach Jacobson) oder auch Entspannungsmethoden
Kursdauer	8 Wochen
Kurseinheiten	8 Einheiten á 90 Minuten pro Woche
Zeitaufteilung	Nach Bedarf geplant
Teilnehmerzahl	12-15 Teilnehmer
Ressourcen	Kursraum, Jalousien, Trainingsgeräte – Matten, Musikbox, CD Traumreise und PMR Fragebögen, Stift, Teilnehmerunterlagen, Handouts über Theorie der Methoden und für Notizen PC/Laptop, Beamer, weiße Wand, Flipchart, Tische und Stühle
Kursleiter	Sportwissenschaftler/In (Diplom, Staatsexamen, Magister, Bachelor) Sport- und Gymnastiklehrer/In Physio- und Ergotherapeute/In Erzieher/In Gesundheitspädagoge/In Heilpädagoge/Heilpädagogin
Kursanbieter	Gesundheitszentrum Walheim, Gesundheitsstudio mit Kursraum

Die Kursinhalte setzen sich aus den in Aufgabe 1.6. genannten übergeordneten Zielen und den in Aufgabe 1.4. analysierten Wirksamkeitsbelegen zusammen.

An erster Stelle steht der Kursinhaltspunkt der kognitiv-behavioralen Stressmanagements, denn diese Bewältigunsstrategie hatte in der Metaanalyse den höchsten Effekt und sollte somit keinesfalls ausgelassen werden und auch nicht unbedingt mit anderen Strategien und Methoden kombiniert werden in einer Sitzung (Blonk, Schene, Van der Klinik & Van Dijk, 2001).

Inhalte des kognitiv-behavioralen Stressmanagements können zum Beispiel Erklärungs- und Störungsmodelle oder auch Veränderungsmodelle sein, die essenziell für die Teilnehmermotivation sind (Lehr, Koch & Hillert, 2013). Hierzu zählt vor allem die Änderung der persönlichen Einstellung, Bewertungen und Motive. Eine Sensibilisierung und Aufklärung darüber, was Stress auslöst, welche Stressoren dafür verantwortlich sind und wie man mit diesen Stressoren umgeht, sind Teil des kognitiv behavioralen Stressmanagements. Eine positive Selbstinstruktion ist hier das A und O, um eine Einstellungsänderung zu erreichen.

Auch die Reflexion der vergangenen Wochen, im Sinne der Umsetzung und der Veränderung von persönlichen Einstellungen und Motive sind für die Kursteilnehmer von hoher Bedeutsamkeit.

Ein weiterer inhaltlicher Punkt ist das Stressimpfungstraining nach Meichenbaum (2002, S. 252). „Dabei wird die Bedeutung von dysfunktionalen Selbstverbalisationen oder inneren Mononlogen für das Auftreten von negativen Gefühlen problematischen Verhaltensweisen herausgearbeitet. Über die Formulierung und Einübung günstiger Selbstverbalisationen in Realsituationen wird eine Stressreduktion erreicht (Lehr, Koch & Hillert 2013 zitiert nach Meichenbaum 2002, S. 252)

Das instrumentelle Stressmanagement des GKV-Leitfadens 2018 findet auch Platz in dem Präventionsprgrogramm „Stressfrei zwischen Kindern und Karriere". Denn auch nach Kaluza (1999) sind strategische Problemlösetechniken ein Ansatz, um Stress zu bewältigen. In der Versuchsgruppe der Studie können die Teilnehmer nach dem Kursprogramm besser mit stressigen Alltagssituationen umgehen als die Kontrollgruppe. Auch der GKV-Leitfaden greift diese Methode auf und ergänzt diese zusätzlich mit selbstbehauptendem Verhalten und sozial-kommunikativen Kompetenzen.

Das Problemlösetraining als inhaltlicher Schwerpunkt beschreibt nach Lehr, Koch und Hillert (2013, S. 253) die Schritte eines Problemlösetrainings. Unter anderem sind dies Problem- und Zieldefinition, kreative Generierung möglichst vieler Lösungsalternativen, die Bewertung der Möglichkeiten sowie eine Planung der Umsetzung. Zuletzt wird naürlich die Zielerreichung evaluiert. Als weitere Themen zu instrumentellen Stressbewältigungsmethoden fallen Zeitmanagement und auch soziale Kompetenzen an.

Auch die Entspannungsmethoden finden im Kursprogramm statt. Sowohl theoretisch als auch praktisch werden die Methoden der Traumreise und der Progressiven Muskelrelaxation nach Jacobson eingebaut.

In der Metaanalyse nach Blonk, Schene, Van der Klink und Van Dijk (2001) wird erörtert, dass Entspannungstechniken arbeitsbezogenen Stress intervenieren. Die Entspannungstechniken werden aus dem GKV-Leitfaden abgeleitet. Praktische Entspannungsmethoden wie die PMR oder auch eine Traumreise können im Alltag auch selbstständig durchgeführt werden.

Die Traumreise kann in dem Präventionskurs ganz individuell gestaltet und erlernt werden. Traumreisen mit Musik und mehreren entspannenden Geschichten zum Wohlfühlen sind Teil der Methode (Charbel, 2004, S 149). Die Art der Entspannungsmethode ist einfach, unkompliziert und kann sowohl mit Kindern, als auch alleine durchgeführt werden.

Während die Traumreise auf der Arbeit eher schwieriger umzusetzen ist, ist die Progressive Relaxation nach Jacobson eine Möglichkeit einer Entspannungsmethode, die in Ruhe zu Hause, aber auch auf der Arbeit auszuführen ist. Auch hier spielt sowohl der theoretische, als auch der praktische Teil eine Rolle. Welche Situationen eignen sich gut, um eine PMR zu Hause oder auf der Arbeit einzusetzen? Es werden drei verschiedene PMR Methoden besprochen: in der Freizeit, auf der Arbeit, Spontanentspannung in einer Stresssituation.

3 Inhaltlich-methodische Detailplanung des Kursprogramms

Tab. 4: Inhaltlich-methodische Detailplanung des Kursporgramms (modifiziert nach GKV, 2018)

Woche	Kurs-einheit	Hauptthema	Lernziele	Lerninhalte	Umsetzungsaspekte
1	KE 1	Einführung Stress im Alltag – auf der Arbeit und in der Freizeit - Theorie	Theorie: 90 Min. Sensibilisierung gegenüber Stress Differenzierung Ressorucen und Stressoren Freizeit vs. Arbeit	Theorie: 90 Min. Was ist Stress? Was sind Stressoren? Selbstinstruktion mit Fragebogen Wie reagiere ich auf Stress? Erwartungen/Befürchtungen	Organisationsform Theorie: Gruppen- und Einzelarbeit Dozentenzentriert Medien: Beamer + Präsentation Hilfsmittel: TK Fragebogen, TICS Fragebogen + Stift, Notizblock
1	KE 1		Praxis – Keine	Praxis – Keine	
2	KE 2	Selbstmanage-mentkompeten-zen	Theorie: 90 Min. Strategien erlernen und in den Alltag einplanen Arbeits- und Freizeitzufriedenheit (Alltagstransfer)	Theorie: 90 Min. - Zeitmanagement, Arbeitsorganisation, Freizeitplanung, Umorganisation	Organisationsform Theorie: Projektarbeit (Gruppe) mit Präsentation Medien: Flipchart Hilfsmittel: Stift + Papier, Lernunterlagen zu Stressbewältigung
		Persönliche Schutzfaktoren	Besser mit persönlichen Stressoren umgehen, Ressorucen einsetzen	Stressoren und Ressourcen analysieren Ressourcen lernen einzusetzen	Organisationsform Theorie: Dozentenzentriert Medien: Flipchart Hilfsmittel: Stift + Papier, Lernunterlagen zu Stressbewältigung
2	KE 2		Praxis – keine	Praxis – keine	
3	KE 3	Traumeise	Theorie: (45 Min) Entspannungstech-niken erlernen – Traumreise mit Familie	Theorie: (45 Min.) Traumreise als Entspannungsmethode in der Freizeit mit Kindern	Organisationsform Theorie: Dozentenzentriert Medien: Beamer + Präsentation Hilfsmittel: Notizblock + Stift
		Problemlösetech-niken Positive Selbstinstruktion	(30 Min.) Selbstbeobachtung in Stresssituationen - Eigenlob, Humor,	(30 Min.) Verhaltensanalyse in stressigen Situationen - positive Eigenschaften an sich finden und verstärken, sich selber loben	Organisationsform Theorie: Einzelarbeit Medien: - Hilfsmittel: Notizblock + Stift
3	KE 3	Traumreise	Praxis: (15 Min) Traumreise für die Freizeit mit Kindern	Praxis: 15 Min Umsetzung der Traumreise als Entspannungsmethode	Organisationsform Praxis: Gruppe + Dozent Medien:-

Woche	Kurs-einheit	Hauptthema	Lernziele	Lerninhalte	Umsetzungsaspekte
3	KE 3				Hilfsmittel: Matte, Musikbox, CD mit Traumreise Musik, Kursraum
4	KE 4	Traumreise	Theorie: Traumreise (20 Min) Entspannungstechnik erlernen für sich selber in der Freizeit	Theorie: (20 Min.) Wann setze ich die Entspannungsmethode ein und wie führe ich sie selber für mich alleine durch?	Organisationsform Theorie: Einzelarbeit, Dozentenzentriert Medien: - Hilfsmittel: Notizblocj und Stift
		Problemlösetechniken Reflexion	Problemlösetechnik (10 Min.) Alltagstransfer in Arbeit und Freizeit	Problemlösetechnik (10 Min.) Reflexion der letzten Woche der Umsetzung	Organisationsform Theorie: Einzelarbeit, Dozentenzentriert Medien: - Hilfsmittel: Notizblock + Stift
4	KE 4	Problemlösetechniken	Praxis: (30 Min.) Problemlösetechnik positive Selbstinstruktion erlernen Stressimpfungstraining einsetzen	Praxis (30 Min.) Problemlösetechnik Umsetzung hinsichtlich positiver Selbstinstruktion (loben, Humor, positive Eigenschaften hervorheben, Nachstellen einer Belastungssituation	Organisationsform Praxis: Rollenspiel Medien: - Hilfsmittel: -
		Traumreise	Praxis (30 Min. Traumreise erlernen für sich selber in der Freizeit	Praxis (30 Min.) Traumreise durchführen als Entspannungsmethode	Organisationsform Praxis: Gruppe, dozentenzentriert Hilfsmittel: Matte, Musikbox, CD, Kursraum
5	KE 5	Progressive Muskelrelaxation	Theorie (30 Min.) PMR als Entspannungsmethode in der Freizeit aktivieren	Theorie (30 Min.) Einführung in die PMR PMR Allgemein Einsatz in der Freizeit	Organisationsform Theorie: Dozentenzentriert Medien: Beamer + Präsentation Hilfsmittel: Notizblock + Stift
		Mentales Training	Theorie (30 Min.) Emotionen in stressigen Situationen regulieren mit Hilfe von inneren Monologen	Theorie (30 Min.) Wie reagiere ich in stressigen Situationen? Wie sind meine Emotionen? Reflexion über stressverschärfende Emotionen, Selbstverbalisationen	Organisationsform Theorie: Einzelarbeit Medien: - Hilfsmlttel. Notizblock + Stift
5	KE 5	Progressive Muskelrelaxation	Praxis (30 Min.) Umsetzung der PMR in der Freizeit, den richtigen Zeitpunkt für die PMR finden	Praxis (30 Min.) PMR in der Freizeit	Organisationsform Praxis: Gruppe, dozentenzentriert Hilfsmittel: Matte, Musikbox, CD, Kursraum

Woche	Kurs-einheit	Hauptthema	Lernziele	Lerninhalte	Umsetzungsaspekte
6	KE 6	Progressive Muskelrelaxation	Theorie (20 Min.) Richtiger Einsatz (Zeitpunkt, PMR Methode) auf der Arbeit	Theorie (20 Min.) Reflexion PMR Freizeit PMR Einsatz auf der Arbeit	Organisationsform Theorie: Dozentenzentriert Medien: Beamer + Präsentation Hilfsmittel: Notizblock + Stift
		Soziale Kontakte als Ressource	Theorie (40 Min.) Kollegen/Chef/ Familie als Ressource ansehen und einsetzen Vorteile der sozialen Kontakte	(Theorie 40 Min.) Soziale Kontakte als Ressoruce Welche sozialen Kontakte habe ich? Wie setze ich meine Kinder, meine Kollegen und meinen Chef als soziale Ressource ein?	Organisationsform Theorie: Gruppenarbeit für jeden spzialen Kontakt eine Gruppe Medien: Flipchart Hilfsmittel: Notizblock + Stift
6	KE 6	Progressive Muskelrelaxation	Praxis (30 Min.) PMR auf der Arbeit erlernen	Praxis (30 Min.) Durchführung der PMR, Gestaltung auf der Arbeit einer PMR	Organisationsform Praxis: Gruppe, dozentenzentriert Hilfsmittel: Kursraum mit Tischen + Stühlen
7	KE 7	Progressive Muskelrelaxation	Theorie (20 Min.) Spontanentspan-nung mit PMR in verschiedenen Stresssituationen (Freizeit + Arbeit) Tramsfer Alltag	Theorie (20 Min,) Reflexion PMR auf der Arbeit Spontanentspannung in Stresssituationen (Freizeit- und Arbeitsleben erlernen	Organisationsform Theorie: Dozentenzentriert Medien: Beamer + Präsentation Hilfsmittel: Notizblock + Stift
		Work-Family Balance	Theorie (30 Min.) Balance finden, negative Eigenschaften der Arbeit nicht auf die Familie zu projizieren und andersherum Gegenseitiger Nutzen filtern	Theorie (30 Min.) Vorteile der Arbeit und Vorteile der Familie herausarbeiten Nachteile der Arbeit und der Familie durch Vorteile ersetzen Wie kann man aus der Kombination Profit schöpfen für die eigene Persönlichkeit/das eigene Stresslevel?	Organisationsform Theorie: Gruppenarbeit Medien: Flipchart Hilfsmittel: Notizblock + Stift
7	KE 7	Progressive Muskelrelaxation	Praxis (40 Min.) PMR in ausgewählten Stresssituationen richtig anwenden Transfer Alltag	Praxis (40 Min.) Stresssituationen auswählen in Freizeit oder auf der Arbeit und geeignete PMR auswählen und anwenden	Organisationsform Praxis: Gruppe, dozentenzentriert Medien: - Hilfsmittel: -
8	KE 8	Abschluss und Reflexion des Kursprogrammes	Theorie (90 Min.) Reflexion der 8 Wochen Ausblck langfristige Verhaltensänderung Lernziele der letzten 8 Wochen reflektieren und einsetzen	Theorie (90 Min.) Fragebogen zur Reflexion ausfüllen und auswerten Welche Methoden helfen mir in Stresssituationen? Evaluation Abschied	Organisationsform Theorie: Gruppen- und Einzelarbeit Dozentenzentriert Medien: Beamer + Präsentation Hilfsmittel: Fragebogen + Stift,

Woche	Kurs-einheit	Hauptthema	Lernziele	Lerninhalte	Umsetzungsaspekte
8	KE 8		Praxis: keine	Praxis: keine	

4 Dokumentation und Evaluation des Kursprogramms

Tab. 5: Dokumentation und Evaluation des Kursprogramms (Becker, Schlotz & Schulz, 2004; Contreras, 2018; Pharmakologische Institut, 2016; TK, 2017)

Übergeordnetes Kursziel	Messbares Interventionsziel	Zielindikator	Erhebungsmethode	Erhebungsinstrument	Messpunkte (t)
Analyse der Stressoren in Freizeit und Beruf	Analyse und Verbesserung der Produkwerte der Stressoren: weniger als 10 Produktwerte sollten unter 4 liegen in 8 Wochen	Produktwerte nach Auswertung der Einzelitems des Fragebogens	Standardisierter schriftlicher Fragebogen	TK-Fragebogen	t0 = erste Kurseinheit t1 = letzte Kurseinheit nach 8 Wochen
Erlernen von individuellen Stressbewälti-gungsstrategien	Analyse und Verbesserung der Punktwerte	Punktwerte nach Auswertung der Einzelitems des Fragebogens durchschnittlichen Punktwert von 19,2 erreichen (Durchschnitt)	Standardisierter, schriftlicher Fragebogen	TICS Fragebogen	t0 = erste Kurseinheit t1 = letzte Kurseinheit nach 8 Wochen
Vermittlung von Entspannungsmethoden	Cortisol im Speichel im Normbereich, um individuelles Stresslevel zu senken und die Folgen für die Gesundheit zu verrringern	Normwerte Cortisol Cortisol-Tagesprofil Cortisol-4Uhr 0,3-4,2 ng/ml Cortisol-8Uhr 0,9-8,1 ng/ml Cortisol-12Uhr 0,9-6,0 ng/ml Cortisol-16Uhr 0,8-3,7 ng/ml Cortisol-20Uhr 0,4-3,0 ng/ml Cortisol-24Uhr 0,2-4,0 ng/ml	Steroide im im Speichel	Neuropattern Speichprobe Stressdiagnostik	Einen „normalen" Tag inklusive Arbeit und Familienleben 5 Mal am Tag messen: T0 = 1 Woche vor erster Kurseinheit t1 = 1 Woche nach letzter Kurseinheit (9 Wochen)

5 Literaturverzeichnis

Arbeitsschutzgesetz. (1996). *Gesetz über die Durchführung von Maßnahmen des Arbeitsschutzes zur Verbesserung der Sicherheit und Gesundheitsschutzes des Beschäftigten bei der Arbeit.*

Becker, P., Schlotz, W. & Schulz, P. (2004). *Das Trierer Inventar zum chronischen Stress (TICS, Version 3) – Manual.* Göttingen: Hogrefe.

Bode, L., Busch, M. A., Hapke, U., Maske, U. E., Scheidt-Nave C. & Schlack, R. (2013). Chronischer Stress bei Erwachsenen in Deutschland. Ergebnisse der Studie zur Gesundheit Erwachsener in Deutschland (DEGS1). *Bundesgesundheitsblatt 56:749-754.* Springer Verlag: Berlin Heidelberg.

Carlson, D. S., Kacmar, K. M., Williams, L. J. (2000). Construction and initial validation of a multidimenasional measure of work-family conflict. *Journal of Vocational Behavior, 56* (2) 249-276.

Charbel, A. (2004). *Top vorbereitet in die mündliche Prüfung. Prüfungsangst überwinden, Lernstrategien entwickeln, Selbstdarstellung trainieren.* Nürnberg.

Contreras, C. (2018). *Neuopattern in Personalized Workplace Health Promotion.* Dissertation Universität Trier. Trier.

DASTATIS. (2015). *Krankheitskosten. Kosten 2015 nach Krankheitsklassen und Alter in Euro je Einwohner der jeweiligen Altergruppe.* Zugriff am 25.02.2019. Verfügbar unter:https://www.destatis.de/DE/ZahlenFakten/GesellschaftStaat/Gesundheit/Krankheitskosten/Tabellen/KrankheitsklassenAlter.html.

Faller, G. (2012). *Lehrbuch. Betriebliche Gesundheitsförderung (2.vollständig überarbeiete Aufl.)* Bern: Verlag Hans Huber, Hogrefe AG.

Gebhard, M. (2015). *Effektivität der Funktionellen Entspannung zur Stressprävention.* Dissertation, Technische Universität München. München.

GKV-Spitzenverband. (2018). Leitfaden Prävention. Handlungsfelder und Kriterien nach §29 Abs. s SGB V. Leitfaden Prävention in stationären Pflegeeinrichtungen nach §5 SGB XI.

Glaser, J. & Molnar, M. (2018). Psychische Belastung und Stress in der Arbeit. Ursachen, Folgen, Lösungen. *AK Infoservice.* (5. Aufl.) (323).Wien: Bösmüller Print.

IGES. (2018). *AOK Familienstudie 2018. Eine quantitative und qualitative Befragung von Eltern mit Kindern im Alter von 4-14 Jahren.* Berlin.

Joiko, K., Schmauder, M. & Wolff, G. (2010). *Psychische Belastungen und*

Beanspruchung im Berufsleben. Erkennen – Gestalten. (5. Aufl.) Dortmund.

Kaluza, G. (1999). Sind die Effekte eines primärpräventiven Streßbewältigungstrainingsvon Dauer? Eine randomisierte Follow-up-Studie. *Zeitschrift für Gesundheitspsychologie 7 (2), 88-95.*

Kaluza, G. (2011). *Stressbewältigung. Trainingsmanual zur psychologischen Gesundheitsförderung* (2., vollständig überarbeitete Aufl.). Berlin: Springer.

Landesinstitut für Arbeitsgestaltung des Landes Nordrhein-Westfalen. (2014). *Kein Stress mit dem Stress. Lösungen und Tipps für Führungskräfte und Unternehmen.* Düsseldorf

Hillert, A., Koch, S. & Lehr, K. (2013). Stress-Bewältigungstraining: Das Präventionsprogramm AGIL „Arbeit und Gesundheit im Lehrerberuf" als Beispiel eines Stress-Bewältigungs-Trainings für Lehrerinnen und Lehrern. In Rothland, M. (Hrsg.). Belastung und Beanspruchung im Lehrberberuf: Modelle, Befunde, Interventionen (S. 251-271). Wiesbaden: Springer Verlag.

Meichenbaum, D. (2002). *Interventionen bei Stress. Anwendung und Wirkung des Stressimpfungstrainings.* Bern: Huber.

Robert-Koch-Institut. (2018). *Psychische Gesundheit.*

Steroidlabor des Pharmakologischen Institut. (2016). *Normalbereiche Steroide im Speichel.* Heidelberg.

Tameling, R. (2004). *Das transaktionale Stressbewältigungsmodell von R.S. Lazarus.* Norderstedt: GRIN Verlag.

Techniker Krankenkasse (Hrsg.). (2016). *Gesundheitsreport 2016. Gesundheit zwischen Beruf und Familie.* Hamburg: Techniker Krankenkasse Print.

Techniker Krankenkasse (Hrsg.). (2016). *Entspann dich, Deutschland. TK-Stressstudie 2016.* Hamburg: Techniker Krankenkasse Print.

Techniker Krankenkasse (Hrsg.). (2017). *Stress. Belastungen besser bewältigen.* Hamburg: Techniker Krankenkasse Print.

Unfallkasse NRW (Hrsg.). (2005). Stress, Mobbing & Co. Warum Frau D. Krank wurde, Herr B. Kündigte und Frau S. Immer so viel Kaffee trank – psychische Belastungen im Arbeitsleben anhand ausgewählter Beispiele (2. durchgesehene Aufl.). *Prävention NRW (13).* Düsseldorf.

Wagner-Link, A. (2009). *Aktive Entspannung und Stressbewältigung für Vielbeschäftigte (6. Aufl.).* Renningen: expert Verlag GmbH.

World Health Organization (2015). *Q&As on hypertension.* Zugriff am 05.03.2019

Verfügbar unter: http://www.who.int/features/qa/82/en/.

6 Abbildungs- und Tabellenverzeichnis

6.1 Abbildungsverzeichnis

6.2 Tabellenverzeichnis

7 Anhang

Anhang 1: TK-Fragebogen Stressoren (TK, 2016)

Stressoren*	Häufigkeit				x	Bewertung				=	Belastung
	Nie	Manchmal	Häufig	Sehr oft		Nicht störend	Kaum störend	Ziemlich störend	Stark störend		Produkt 1 2 3
	0	1	2	3		0	1	2	3		
Termin-, Zeitdruck											
Störungen, zum Beispiel bei der Arbeit											
Dienstreisen											
Ungenaue Anweisungen und Vorgaben											
Verantwortung											
Aufstiegswettbewerb/Konkurrenzkampf											
Multitasking											
Konflikte am Arbeitsplatz											
Ärger mit dem Chef											
Ärger mit Kunden											
Ungerechtfertigte Kritik											
Dauerndes Telefonklingeln											
Informationsüberflutung											
Neuer Verantwortungsbereich											
Umweltbelastungen wie Lärm oder Schmutz											
Bildschirmarbeitsplatz											
Mangelhafte Kommunikation											
Autofahrt in der Stoßzeit											
Schulschwierigkeiten der Kinder											
Doppelbelastung Familie und Beruf											
Ärger mit der Verwandtschaft											
Krankheitsfall in der Familie											
Hausarbeit											
Rauchen											
Alkoholkonsum											
Übermäßige Kalorienzufuhr											
Bewegungsmangel											
Schwierigkeiten bei Kontaktaufnahme											
Unerfreuliche Nachrichten											
Konflikte mit Kindern											
Fehlende Erholungszeiten											
Menschenansammlung											
Trennung vom (Ehe-)Partner/von der Familie											
Einkaufen in der Stoßzeit											
Hohe laufende Ausgaben/Schulden											
Misserfolge											
Ärztliche Untersuchungen											
Sorgen											
Unzufriedenheit mit dem Aussehen											
Eigene Beispiele:											

Liegen mehr als zehn Produktwerte über vier, sollten Sie Techniken zur Stressreduktion lernen.   **Ergebnis**

Anhang 2: Ausschnitt TICS-Fragebogen zu chronischem Stress (Becker, Schlotz, Schulz, 2014)

In den letzten drei Monaten wie oft erlebt?

	0 (nie)	1 (selten)	2 (manch-mal)	3 (häufig)	4 (sehr häufig)
Zeiten, in denen mir Aufgaben fehlen, die mir sinnvoll erscheinen.	O	O	O	O	O
Ich habe Arbeiten zu erledigen, bei denen ich andere nicht enttäuschen darf.	O	O	O	O	O
Kontakte mit anderen Personen, bei denen ich einen guten Eindruck hinterlassen muss.	O	O	O	O	O
Ich werde den Anforderungen bei meiner Arbeit nicht mehr gerecht.	O	O	O	O	O
Zeiten, in denen mir die Sorgen über den Kopf wachsen.	O	O	O	O	O
Ich habe Streit mit anderen, weil ich mich nicht so verhalte, wie andere es von mir erwarten.	O	O	O	O	O
Zeiten, in denen ich unter Termindruck/Zeitnot arbeiten muss.	O	O	O	O	O
Ich muss mich zu viel mit Problemen anderer beschäftigen.	O	O	O	O	O
Zeiten, in denen ich keine Möglichkeiten habe, mich mit anderen auszusprechen.	O	O	O	O	O
Situationen, in denen es ganz allein von mir abhängt, ob ein Kontakt zu einem anderen Menschen zufrieden stellend verläuft.	O	O	O	O	O

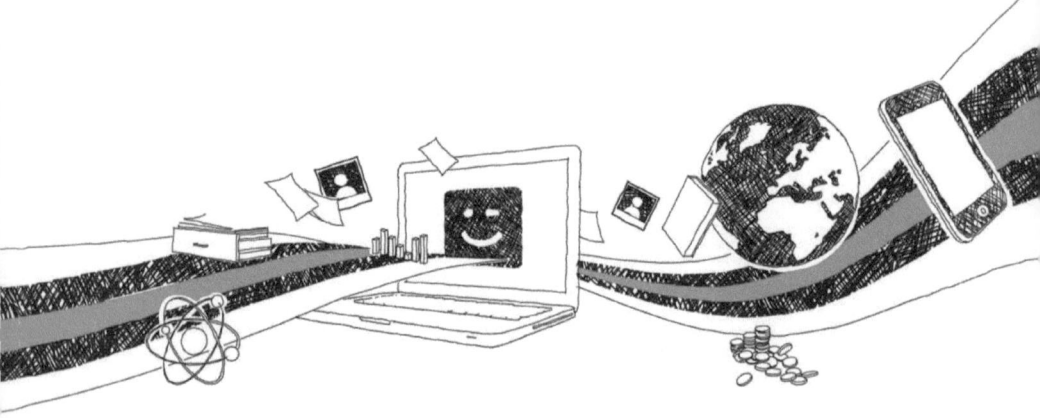
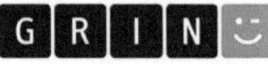